SUR LA

TRANSMISSION DES MALADIES INFECTIEUSES

PAR L'AIR EXPIRÉ

DÉTERMINATION EXPÉRIMENTALE DU ROLE DE L'AIR EXPIRÉ

DANS LA CONTAGION DU CHARBON ET DE LA CLAVELÉE

PAR

MM. CADÉAC ET MALET

Mémoire lu à la Société des Sciences médicales de Lyon

LYON
ASSOCIATION TYPOGRAPHIQUE
F. PLAN, RUE DE LA BARRE, 12

1887

SUR LA

TRANSMISSION DES MALADIES INFECTIEUSES

PAR L'AIR EXPIRÉ

DÉTERMINATION EXPÉRIMENTALE DU ROLE DE L'AIR EXPIRÉ

DANS LA CONTAGION DU CHARBON ET DE LA CLAVELÉE

PAR

MM. CADÉAC ET MALET

Mémoire lu à la Société des Sciences médicales de Lyon

LYON
ASSOCIATION TYPOGRAPHIQUE
F. PLAN, RUE DE LA BARRE, 12

1887

SUR LA

TRANSMISSION DES MALADIES INFECTIEUSES

PAR L'AIR EXPIRÉ

DÉTERMINATION EXPÉRIMENTALE DU RÔLE DE L'AIR EXPIRÉ DANS LA CONTAGION DU CHARBON ET DE LA CLAVELÉE.

Parmi les modes de transmission des maladies infectieuses, il en est un auquel on a fait jouer naguère un rôle prépondérant, et que les auteurs invoquent encore aujourd'hui, soit par tradition, soit pour expliquer certains cas d'infection paraissant inexplicables autrement : c'est la contagion par l'intermédiaire de l'air expiré.

De fait, l'ancienne division des virus, en virus fixes et en virus volatils, consacre l'importance considérable accordée à la contagion par l'atmosphère infectée. Sans doute, celle-ci peut être contaminée par les divers produits virulents desséchés, mais il est clair que si les microbes des maladies infectieuses peuvent, grâce à leur ténuité extrême, être rangés, comme on tend à l'admettre au point de vue pratique, dans les corps impondérables, ils doivent être facilement détachés de la muqueuse respiratoire, diffusés dans l'atmosphère et constituer ainsi un danger imminent de contamination. Ce danger est généralement admis, bien qu'on ne sache pas bien positivement si l'air expiré par un sujet atteint d'une maladie infectieuse contient les germes de cette affection ; on affirme que cet air est infectant sans réfléchir qu'il est possible que les germes incorporés au mucus qui baigne constamment la muqueuse aérienne soient totalement retenus à sa surface.

C'est afin de déterminer quelle part revient à l'air expiré dans la transmission de certaines maladies réputées contagieuses par l'atmosphère et transmissibles par les voies respiratoires que nous avons effectué de nombreuses expériences. Ces recherches ont été faites en vue d'une théorie générale de l'infection par l'air expiré ; mais nous n'exposerons aujourd'hui que les résultats que nous avons obtenus en étudiant deux maladies infectieuses à ce point de vue : la fièvre charbonneuse et la clavelée.

A. — FIÈVRE CHARBONNEUSE.

Le choix de cette maladie nous paraît justifié par l'évolution rapide de la fièvre charbonneuse chez le mouton, où elle occasionne généralement une congestion très vive du poumon, de la muqueuse respiratoire suivie fréquemment d'hémorrhagie.

Si la dispersion de la bactéridie charbonneuse dans l'atmosphère a lieu par l'air expiré, elle peut être mise en évidence par deux moyens : 1° en faisant respirer à des agneaux non vaccinés l'air qui est censé contaminé ; 2° en soumettant à l'examen microscopique et en inoculant l'eau résultant de la condensation de la vapeur contenue dans cet air.

Voic le résultat des expériences que nous avons instituées d'après ces données.

1° *Agneaux sains soumis à des inhalations d'air expiré par des moutons charbonneux.*

Pour l'exécution de cette série d'expériences, nous nous sommes servis d'un tube cylindrique en toile goudronnée d'un diamètre d'environ 30 centimètres et maintenu constamment béant par des anneaux disposés à peu de distance sur son trajet. Ce tube, de 1 mètre de long, est ouvert à ses deux extrémités et disposé au niveau de chacune d'elles en forme de bourse à coulant; il s'adapte très exactement à la partie supérieure du chanfrein de telle sorte que l'animal malade et l'animal sain inspirent et expirent forcément l'air contenu dans le conduit imperméable qui les réunit.

Quand l'air devient trop raréfié et que l'asphyxie est imminente, on les laisse respirer pendant quelques minutes à l'air libre, puis l'on recommence l'expérience.

Après chaque séance, on désinfecte le tube en le plongeant dans une solution de sublimé corrosif à 5 pour 1.000. Comme animaux d'expérience nous avons utilisé des agneaux ou des moutons inoculés par M. Peuch, qui a mis généreusement à notre disposition les ressources de son enseignement.

L'air expiré par ces animaux affectés de fièvre charbonneuse a été inhalé par des agneaux ou des moutons sains. Les inhalations ont commencé peu d'heures après l'inoculation et se sont prolongées à diverses reprises jusqu'au moment de la mort. Après chaque expérience, nous avons rapproché l'animal sain de l'animal malade, à tel point que dans les dernières, ils ne se trouvaient placés qu'à une distance de 30 à 40 centimètres. Nous avons vainement essayé par cette méthode de communiquer la maladie à six animaux. Quoique toutes les conditions favorables à la contagion par l'air expiré fussent réalisées, pas un seul de ces animaux n'a contracté la fièvre charbonneuse.

L'air expiré n'est pas virulent ou les germes de la maladie ne peuvent s'implanter chez les animaux dont les voies respiratoires sont saines. Afin de dissiper toute incertitude à ce sujet, nous avons examiné au microscope et inoculé l'eau obtenue par la condensation de la vapeur contenue dans l'air expiré.

Examen microscopique et inoculation de l'eau obtenue en condensant la vapeur de l'air expiré par des animaux charbonneux.

Cette série d'expériences doit nous fixer sur la signification des résultats qui précèdent et nous permettre de décider si la bactéridie charbonneuse peut être entraînée, même exceptionnellement, par l'air expiré.

Dans le but d'acquérir ce complément de démonstration, nous enfermons l'extrémité inférieure de la tête du malade dans un manchon de caoutchouc d'une muselière P. Bert, pourvue, comme on le sait, de deux tubulures munies d'une soupape s'ouvrant, dans l'une, de dehors en dedans (tubulure d'inspiration), dans l'autre, de dedans en dehors (tubulure d'expiration). La tubulure d'expiration est mise en communication par l'intermédiaire d'un tube en caoutchouc avec un système de deux tubes en U plongeant dans un mélange réfrigérant.

Sous l'influence du froid, la vapeur se condense d'abord sur les parois des tubes, puis l'eau s'accumule en quantité proportionnelle à la durée de l'expérience et à l'intensité du refroidissement à leur partie inférieure. Le liquide obtenu ainsi a toujours été assez abondant (un ou plusieurs centimètres cubes), il s'est toujours montré limpide ; l'examen microscopique n'a point révélé l'existence de la bactéridie charbonneuse, et son inoculation, pratiquée six fois chez des des animaux différents, n'a été suivie d'aucun phénomène appréciable. Les animaux d'expérience étaient pourtant de bons réactifs du charbon ; car ils ont succombé à l'inoculation de contre-épreuve pratiquée en vue de s'assurer qu'ils n'avaient point l'immunité.

La fièvre charbonneuse, tout en étant une maladie infectieuse, n'est donc pas transmissible par l'air expiré.

Voyons si la clavelée se comporte de même.

B. — CLAVELÉE.

La conclusion à laquelle nous sommes arrivés pour la fièvre charbonneuse ne saurait être véritablement significative à l'endroit de la non transmission des maladies infectieuses par l'air expiré qu'autant qu'elle sera applicable à d'autres maladies virulentes et qu'on pourra la reproduire d'une manière constante pour chacune d'elles.

Le fait de la non virulence de l'air expiré exigeait donc une vérification d'autant plus complète que tous les virus n'offrent ni la même activité, ni la même puissance infectieuse et que tous les malades ne sont pas également dangereux. Aussi n'était-il pas possible de généraliser *à priori* un fait susceptible de rester isolé, particulier au charbon. On eût pu, du reste, nous adresser le reproche de n'avoir envisagé dans notre étude qu'une maladie peu infectieuse par l'air, — si tant est qu'elle le soit, — et de n'avoir pas ainsi tenu suffisamment compte du degré d'aptitude qu'offrent les contages à se diffuser dans l'atmosphère. Un contrôle général s'imposait. Et nous avons tout d'abord opéré sur la clavelée, maladie infectieuse du mouton que l'on compare à la variole de l'homme, en raison de ses caractères cliniques et surtout de ses propriétés contagieuses. On lui donne le nom de variole ovine, et les auteurs les plus recommandables sont unanimes à admettre sa transmission par l'air expiré. L'existence de nombreuses lésions nasales, bronchiques et pulmonaires dans la plupart des cas graves a justifié jusqu'ici cette assertion formelle, énoncée sous forme de vérité axiomatique, mais ne reposant en réalité sur aucune donnée précise, sur aucun fait établissant sûrement que l'air expiré constitue le véhicule du contage claveleux.

Afin d'être exactement renseignés à ce sujet, nous avons fait de nombreuses recherches en nous plaçant dans des conditions variées, toutes favorables à la réalisation de ce mode de contagion.

Dans une première série d'expériences, nous avons utilisé un tube en toile goudronnée pareil au précédent, et long de 1 m. 50 au début, puis de 0 m. 80 cent. pour faire inhaler à des animaux sains l'air expiré par des animaux affectés de clavelée inoculée ou de clavelée naturelle empruntés à M. Peuch, qui nous a aidés quelquefois dans l'exécution de ces expériences ; nous sommes heureux de lui adresser ici tous nos remercîments. Les sujets malades et les sujets sains étant couchés sur le côté, la tête et le cou sont emprisonnés dans le tube. Dans cette position, les animaux se ballonnent fréquemment de telle sorte que l'expérience ne peut être continuée sans danger pendant plus d'une heure.

Treize animaux qui ont inhalé dans ces conditions, de trois à dix heures, l'air expiré par neuf sujets atteints de clavelée à toutes les périodes, sont restés sains, même dans les cas où ils n'étaient séparés des malades que par une distance de 80 centimètres.

Ce résultat est conforme à celui qui a été obtenu par M. Chauveau (1) dans l'expérience suivante : deux lots de moutons, dont l'un est claveleux et l'autre sain, sont placés dans une bergerie où ils sont cantonnés chacun dans un coin du local de manière à les faire respirer dans la même enceinte sans qu'il y ait jamais entre eux de contact immédiat autre que celui de l'air.

Les animaux du deuxième lot observés pendant trois mois sont restés sains. Réunis après ce laps de temps à des moutons claveleux, trois d'entre eux ont présenté huit jours après les symptômes de la clavelée.

Mais il est possible que les animaux sains ne contractent pas la clavelée en inhalant l'air expiré par les moutons claveleux, parce que les voies respiratoires pourvues de leur épithélium ne permettent pas l'introduction dans l'économie des germes de cette maladie.

Afin de détruire cette objection, nous avons, dans une deuxième série d'expériences, soumis à ces inhalations des agneaux ou des moutons affectés d'une bronchite artificielle déterminée par les vapeurs irritantes de brome.

1° *Agneaux affectés d'un catarrhe aigu des voies respiratoires soumis à des inhalations d'air expiré par des claveleux.*

Nous allons faire l'exposé des expériences que nous avons instituées d'après cette méthode.

Expérience I. — Agneau atteint de bronchite expérimentale, mis en rapport avec un agneau claveleux pendant les

(1) Communication inédite.

périodes d'éruption et de sécrétion. Durée des inhalations : 10 jours, une demi-heure par jour. Résultat négatif.

Le 20 avril, on inocule un agneau, et le 29 la clavelée est en pleine éruption. Ce jour-là on fait respirer des vapeurs de brome à un agneau sain du même âge pendant dix minutes, temps suffisant pour déterminer une inflammation aiguë des voies respiratoires, comme nous avons pu le constater à l'autopsie dans des essais préalables. Cet agneau est mis en rapport avec celui qui est atteint de clavelée confluente à partir du 29 avril jusqu'au 9 mai, pendant une demi-heure chaque jour. Résultat négatif.

Exp. II.— Agneau atteint de bronchite expérimentale mis en rapport avec un agneau claveleux pendant les périodes d'éruption et de sécrétion. Durée des inhalations : 10 jours, une demi-heure par jour. Résultat négatif.

Exp. III. — Agneau affecté de clavelée naturelle très confluente mis en rapport pendant 24 heures avec un agneau atteint de bronchite expérimentale. Résultat négatif.

Un agneau atteint de clavelée confluente contractée par cohabitation avec des animaux atteints de cette maladie est mis en communication, au moyen d'un tube de 80 centimètres de longueur, avec un agneau affecté de bronchite expérimentale.

Le contact a duré le 14 juin 1886, trois heures consécutives, le 15, deux heures et demie le matin, une heure et demie l'après-midi.

L'éruption est douloureuse et très confluente ; le malade va très mal.

16 juin. Trois heures consécutives d'inhalation le matin.

17 juin. Trois heures comme la veille.

18 juin. Deux heures et demie.

19 juin. Trois heures.

20 juin. Une heure le matin et une heure le soir.

21 juin. On renouvelle l'expérience pendant le même temps que la veille.

22 juin. Deux heures le matin et une heure le soir. Malgré

ce nombre considérable d'inhalations et le peu de distance qui séparait les deux sujets, la clavelée a respecté notre sujet d'expérience.

Exp. IV. — Agneau rendu claveleux par injection de claveau par la trachée, mis en communication pendant six heures avec un sujet affecté de bronchite expérimentale. Résultat négatif.

Quoique le sujet claveleux ne fût séparé du sujet sain que par un espace de 50 centimètres, les inhalations de l'air expiré sont restées impuissantes à faire développer la clavelée.

Exp. V. — Mouton affecté de clavelée naturelle confluente mis en rapport pendant 15 jours avec un mouton atteint de bronchite expérimentale. Résultat négatif.

Le 23 septembre 1886, un mouton affecté de clavelée confluente à la période de sécrétion est mis en communication avec un mouton affecté de bronchite expérimentale développée comme il a été dit ci-dessus. L'expérience, reprise à divers intervalles pendant la journée, dure trois heures.

Le 24 septembre. L'expérience est renouvelée pendant deux heures.

Le 25. Elle est continuée pendant une heure et demie.

Les 26, 27, 28, 29 et 30, elle est reprise chaque jour une heure environ par jour.

A ce moment, les pustules se dessèchent, la respiration, rendue difficile les premiers jours par le fait de l'obstruction des narines par le jetage, devient plus facile ; la guérison est certaine.

On continue à soumettre l'animal sain aux inhalations d'air expiré par ce mouton moins malade, mais plus dangereux en raison de la dessiccation de tous les produits virulents qui sont accumulés au pourtour des naseaux et même à l'intérieur de l'arbre respiratoire.

Comme le mouton sain est guéri de sa bronchite, on la reproduit par une nouvelle inhalation de brome ; il est ensuite mis de nouveau en communication pendant huit jours consécutifs avec le sujet claveleux. Cette tentative de transmission est restée infructueuse comme les précédentes.

Exp. VI. — Deux brebis affectées de clavelée naturelle confluente sont mises successivement en rapport avec un mouton atteint de bronchite expérimentale. Résultat négatif.

Le 23 septembre, deux brebis appartenant au même troupeau claveleux que le mouton de l'expérience précédente sont confiées à l'un de nous. Elles sont littéralement couvertes de pustules de clavelée en pleine période de sécrétion chez l'une et de dessiccation chez l'autre. Toutes les deux présentent du jetage abondant par les deux naseaux; la respiration est sifflante, l'asphyxie imminente.

Un mouton atteint de bronchite est soumis à des inhalations d'air expiré par ces brebis; il est rapproché de celles-ci : la distance qui les sépare n'est que de 40 centimètres environ. L'expérience dure une heure par jour pour chaque brebis.

Elle est continuée dans ces conditions jusqu'au 1er septembre, jour où l'une des brebis succombe. L'autre se rétablit peu à peu.

Le mouton qui a respiré l'air expiré par ces deux brebis offrant toutes les deux des lésions dans les voies respiratoires n'a rien présenté d'anormal. Il n'avait pourtant pas l'immunité : il a plus tard pris la clavelée. Du reste, tous les animaux de cette espèce qui nous ont servi de réactif dans la première série d'expériences et dans la seconde ont contracté plus tard la clavelée, soit par inoculation, soit par cohabitation.

Ce qu'il importe le plus de retenir, c'est que dans les six expériences que nous venons de résumer nous n'avons contre toute attente, nous devons le dire, obtenu que des résultats négatifs. C'était, en effet, moins pour renverser une vieille croyance que pour contrôler un fait acquis par une longue observation que nous avions institué nos expériences. Dès maintenant, nous avons la conviction que l'air expiré n'est pas plus virulent dans la clavelée, maladie éminemment infectieuse, que dans la fièvre charbonneuse.

Cette conclusion dégagée des expériences qui précèdent n'est pourtant pas irréprochable. Sans doute, l'objection principale, la nécessité d'une prédisposition, la bronchite qui joue un si grand rôle à notre époque est écartée ; mais deux autres subsistent encore. On peut, en effet, soutenir que malgré tous nos efforts pour accroître les chances de contamination par l'air expiré, nous avons échoué dans nos tentatives parce que nous avons eu affaire soit à des animaux peu aptes à gagner la clavelée par les voies respiratoires, soit à une maladie dont les germes ne trouvent dans ces voies saines ou irritées qu'un terrain stérile. La première objection est détruite par les recherches de M. Chauveau et par les nôtres. L'inoculation de la clavelée par insufflation de poussières claveleuses (Chauveau), ou par l'injection d'une solution de virus claveleux dans la trachée de moutons soumis vainement aux inhalations d'air expiré, fait développer chez ces animaux une clavelée généralisée, comme nous avons maintes fois pu nous en assurer avec le concours de M. Peuch.

D'autre part, il suffit de retenir les parties concrètes contenues dans l'air expiré des moutons claveleux et de les inoculer à des agneaux dans un tissu favorable à l'évolution du virus de cette maladie pour rendre notre démonstration complète. Dans ce but, nous avons injecté dans le tissu conjonctif sous-cutané de plusieurs animaux l'eau obtenue en condensant à diverses périodes de la maladie la vapeur renfermée dans l'air expiré de sujets affectés de clavelée naturelle ou inoculée. Si cette eau est virulente, son introduction dans le tissu cellulaire sous-cutané reproduira tous les phénomènes consécutifs à une pareille inoculation de virus claveleux : localement une belle pustule claveleuse accompagnée très souvent d'une éruption secondaire d'intensité variable. Nous allons relater succinctement les expériences que nous avons effectuées dans cette direction :

2° *Inoculation à des sujets sains de l'eau contenue dans l'air expiré par des animaux claveleux.*

Pour obtenir cette eau nous avons utilisé le procédé que nous avons fait connaître à propos de la fièvre charbonneuse. Le liquide a toujours été inoculé à l'aide de la seringue de Pravaz sous la peau de la face interne de la cuisse.

Exp. I. — Agnelle affectée de clavelée discrète à la période de sécrétion. — Condensation de la vapeur d'eau de l'air expiré. Inoculation d'un agneau sain. Résultat négatif.

Le 1er février 1886 une agnelle âgée de 10 mois est inoculée par 12 piqûres à la lancette avec du claveau un peu ancien. Cette inoculation donne lieu à une éruption générale discrète.

On condense la vapeur d'eau de l'air expiré et on inocule celle-ci (un demi-centimètre cube environ) à un agneau sain. Résultat négatif.

Exp. II. — Agnelle affectée de clavelée discrète à la période de sécrétion. Condensation de la vapeur d'eau de l'air expiré. Inoculation de 3 centimètres cubes à un agneau sain. Résultat négatif.

Exp. III. — Agneau atteint de clavelée généralisée à la période de sécrétion. Condensation de la vapeur d'eau de l'air expiré. Inoculation de 2 centimètres cubes à un agneau sain. Résultat négatif.

Exp. IV. — Agneau atteint de clavelée confluente à la période de sécrétion. Condensation de la vapeur d'eau de l'air expiré. Inoculation de 4 centimètres cubes à un agneau sain. Résultat négatif.

Exp. V. — Agneau affecté de clavelée confluente. Inoculation de la vapeur d'eau de l'air expiré. Résultat négatif.

Le 1er mars 1886 un agneau est inoculé avec du virus claveleux très actif qui donne lieu à une éruption généralisée et très confluente suivie de mort vingt jours après.

Le 13 mars, pendant la période de sécrétion, on condense la vapeur d'eau de l'air expiré et l'on obtient ainsi 2 centimètres cubes de liquide que l'on inocule à un agneau.

Le 19 mars, veille de la mort de ce sujet, la maladie a atteint la période de dessiccation ; on condense de nouveau la vapeur d'eau et l'on inocule le liquide obtenu (2 centimètres cubes 1/2) au même agneau, qui n'a présenté rien d'anormal.

Exp. VI. — Agneau atteint de clavelée confluente à la période de dessiccation. Condensation de la vapeur d'eau de l'air expiré. Inoculation de 3 centimètres cubes de liquide à un agneau sain. Résultat négatif.

Exp. VII. — Mouton atteint de clavelée grave. Condensation de la vapeur d'eau de l'air expiré. Inoculation (4 centimètres cubes) à un agneau sain. Résultat négatif.

Exp. VIII. — Brebis claveleuse. Inoculation de 3 centimètres cubes d'eau obtenue en condensant la vapeur de l'air expiré. Résultat négatif.

Exp. IX. — Agneau affecté de clavelée à la période de dessiccation. Inoculation de l'eau obtenue (3 centimètres cubes) en condensant la vapeur de l'air expiré. Résultat négatif.

Exp. X. — Agneau atteint de clavelée confluente. Inoculation à un agneau sain de 2 centimètres cubes d'eau obtenue en condensant la vapeur de l'air expiré. Résultat négatif.

Le 20 avril 1886 on inocule la clavelée à un agneau, et le 29 on observe une éruption généralisée ; on condense la vapeur d'eau et on l'inocule à un agneau qui ne présente rien de particulier.

Exp. XI. — Inoculation de l'eau obtenue en condensant la vapeur de l'air expiré d'un agneau claveleux pendant les périodes d'éruption et de sécrétion. Résultat négatif.

Exp. XII. — Agneau affecté de clavelée naturelle très

confluente. Inoculations répétées de l'eau obtenue en condensant la vapeur de l'air expiré. Résultat négatif.

Sur un agneau atteint de clavelée confluente contractée par cohabitation avec des animaux atteints de cette maladie, on condense une première fois la vapeur de l'air expiré le 14 juin 1886, la maladie est à la période d'éruption ; on inocule environ 2 centimètres cubes de liquide à un agneau sain. Le 18 juin la maladie est arrivée à la période de sécrétion ; on renouvelle la condensation et l'on pratique une nouvelle inoculation

Enfin, le 23 juin, on refait la même expérience, qui reste également infructueuse.

Exp. XIII. — Agneau affecté de clavelée généralisée à la suite d'une injection intra-trachéale de virus claveleux ; condensation de la vapeur d'eau de l'air expiré. Inoculation de 3 centimètres cubes à un sujet sain. Résultat négatif.

En résumé, il découle de nos expériences sur la clavelée que :

1° Treize animaux qui ont inhalé de 3 à 10 heures l'air expiré par neuf sujets malades sont restés sains, même dans les cas où ils n'étaient séparés que par une distance de 80 centimètres.

2° Six agneaux affectés d'un catarrhe aigu des voies respiratoires déterminé expérimentalement par des inhalations de brome n'ont pas contracté la clavelée en inspirant l'air rejeté par des sujets claveleux placés à 50 centimètres de distance.

3° L'eau obtenue en condensant la vapeur contenue dans l'air expiré de treize animaux claveleux, inoculée à des agneaux sains, n'a, dans aucun cas, transmis la clavelée.

L'air expiré par des moutons claveleux n'est donc pas virulent et la police sanitaire peut bénéficier immédiatement de cette connaissance. Dans la prochaine communication nous étudierons d'une manière complète la contagion miasmatique de la morve.

www.ingramcontent.com/pod-product-compliance
Ingram Content Group UK Ltd.
Pitfield, Milton Keynes, MK11 3LW, UK
UKHW021153230726
13926UKWH00001B/75

9 782016 167465